BEI GRIN MACHT SICH IHR WISSEN BEZAHLT

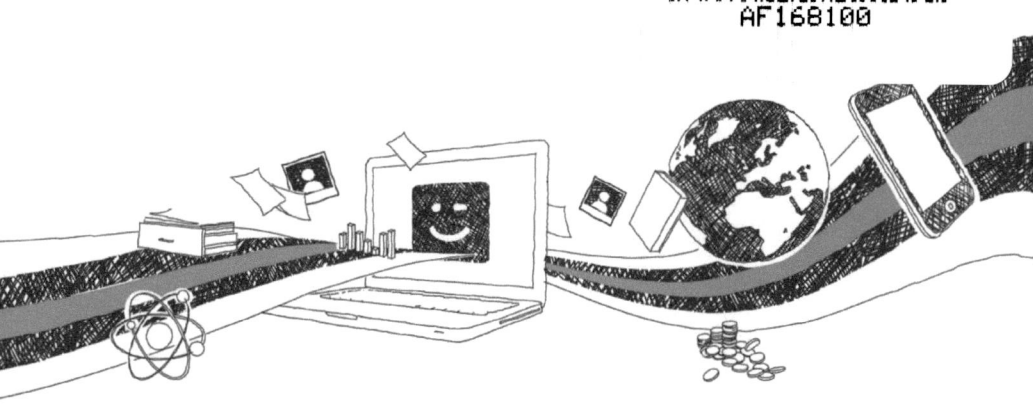

- Wir veröffentlichen Ihre Hausarbeit, Bachelor- und Masterarbeit

- Ihr eigenes eBook und Buch - weltweit in allen wichtigen Shops

- Verdienen Sie an jedem Verkauf

Jetzt bei www.GRIN.com hochladen und kostenlos publizieren

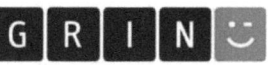

Sokratische Gesprächsführung in der Arzt-Patienten-Kommunikation

Fiktive Fallkonstrukte mit Jugendlichen

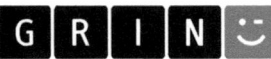

Bibliografische Information der Deutschen Nationalbibliothek:

Die Deutsche Nationalbibliothek verzeichnet diese Publikation in der Deutschen Nationalbibliografie; detaillierte bibliografische Daten sind im Internet über http://dnb.d-nb.de abrufbar.

ISBN: 9783346248527
Dieses Buch ist auch als E-Book erhältlich.

© GRIN Publishing GmbH
Nymphenburger Straße 86
80636 München

Druck und Bindung: Books on Demand GmbH, Norderstedt Germany
Gedruckt auf säurefreiem Papier aus verantwortungsvollen Quellen

Das vorliegende Werk wurde sorgfältig erarbeitet. Dennoch übernehmen Autoren und Verlag für die Richtigkeit von Angaben, Hinweisen, Links und Ratschlägen sowie eventuelle Druckfehler keine Haftung.

Das Buch bei GRIN: https://www.grin.com/document/923773

Beratung und Gesundheitskommunikation:

Die besonderen Herausforderungen im Arzt-Gespräch mit jugendlichen Patienten

Eingesendet am 26. Juli 2020

SRH Fernhochschule Riedlingen

Modul: Beratung und Gesundheitskommunikation

Studiengang: Prävention und Gesundheitspsychologie

Inhaltsverzeichnis

Hinweis:

Die vorliegende Arbeit wurde vorschriftsmäßig gegendert. Lediglich bei Wortkonstrukten, die nach dem Empfinden der Autorin gegendert quasi unlesbar sind (z. B. Arzt/Ärztin-Patienten/in-Gespräch), wurde bewusst darauf verzichtet.

Alle Personen und Gespräche in dieser Arbeit sind fiktiv.

1 Einführung

Diese Arbeit beschäftigt sich in Kapitel 2 mit den Grundlagen gelingender Kommunikation, wobei vor allem die Theorien von Paul Watzlawick und Friedemann Schulz von Thun hervorgehoben werden. Kapitel 3 erläutert die Besonderheiten der Arzt-Patienten-Kommunikation und erklärt nach einer allgemeinen Begriffsdefinition die Vorzüge und Nachteile der sokratischen Gesprächsführung. Prägnante Gründe für misslingende Arzt-Patienten-Gespräche werden ebenfalls dargelegt.

Im Hauptteil der Arbeit (Kapitel 4) werden drei Fallkonstrukte vorgestellt. Es handelt sich bei allen drei Fällen um eine unbefriedigend für die fiktiven Beteiligten (Arzt und Jugendliche) verlaufende Konsultation. Ein kurzer Auszug eines möglichen Gesprächs in sokratischer Dialogform gibt Anregungen zu Verbesserung des Kommunikationsstils. Handlungsempfehlungen zur Förderung einer gelungenen Arzt-Patienten-Kommunikation werden in Kapitel 5 vorgestellt.

Mit einer Kurzzusammenfassung (Kapitel 6) schließt die Arbeit.

2 Grundlagen gelingender Kommunikation

Die kürzeste Beschreibung des Kommunikationsbegriffs ist wohl „Kommunikation gilt als der Austausch von Informationen". Dieser Kern findet sich in allen relevanten Definitionen wieder und kann keiner Einzelquelle mehr zugeordnet werden. Kommunikation allein erhebt allerdings nicht den Anspruch, zwangsläufig auch als erfolgreich zu gelten. Gelingende Kommunikation ist allerdings das A und O der zwischenmenschlichen Beziehungen (Schröder, o. J.).

Die nachfolgend angeführten, kurz erläuterten und großteils in den Konnex zum Arztgespräch gesetzten primären Grundlagen erfolgreicher Kommunikation stellen nur einen kleinen Ausschnitt des äußerst umfangreichen Themas dar, welcher aufgrund der Bekanntheit der Ansätze gewählt wurde.

Selbstverständlich sind in der Kommunikation, vor allem auch in der Arzt-Patienten-Kommunikation, Faktoren wie das Setting, das Gesprächsklima, die räumliche Distanz (von öffentlicher bis intimer Zone), optimale Sitzordnung, Verständlichkeit, Sprachstil, gute Gesprächseröffnung, Fragestil etc. genauso wichtig.

2.1 Grundregeln der Kommunikation nach Paul Watzlawick

Watzlawick (1969) beschreibt die Grundannahmen – auch genannt Axiome – über gelungene oder gestörte Kommunikation als Formulierungen, die aus sich selbst heraus verstehbar sind.

2.1.1 1. Axiom: Man kann nicht nicht kommunizieren

Der Tonfall des Gesprochenen, das Sprechtempo und die Pausensetzung zählen ebenso wie Mimik, Gestik und Körperhaltung als wichtige Zeichen der Kommunikation. So kann nach Watzlawick (1969, zit. nach Cizek, Kapella & Steck, 2005, S. 9) jegliche Art von Verhalten mit Kommunikation gleichgesetzt werden, womit es für Lebende unmöglich ist, nicht zu kommunizieren. Z. B. ein/e Patient/in, der/die im Warteraum des/der Arztes/Ärztin sitzt und nur strikt auf den Boden schaut, kommuniziert auf diese Art und Weise, dass er/sie nicht angesprochen werden möchte (Watzlawick, 1969).

2.1.2 2. Axiom: Inhalt und Beziehung

Jede Botschaft enthält einen Inhalts- und Beziehungsaspekt, wobei der Inhaltsaspekt das „Was" der Botschaft ausdrückt, der Beziehungsaspekt hingegen bezieht sich auf das „Wie": Wie sieht der/die Sender/in der Botschaft seine/ihre eigene Beziehung zum/r Empfänger/in und wie möchte er/sie die Botschaft verstanden haben, d. h. als Chef/in, Untergebene/r, Kollege/in, Freund/in, Gegner/in etc.? Der Beziehungsaspekt stellt meist das wichtigere Element der Kommunikation dar (Watzlawick, 1969, zit. nach Cizek, Kapella & Steck, 2005, S. 9).

2.1.3 3. Axiom: Interpunktion

Das Axiom der Interpunktion verdeutlicht unser Leben in einer konstruierten Wirklichkeit. Nach Watzlawick, Beavin & Jackson (2011) stellt die Interpunktion den Start zum radikalen Konstruktivismus dar. Watzlawick vertritt die Ansicht, dass wir die Wirklichkeit als Interpunktion von Ereignisfolgen selbst konstruieren.

Das wohl bekannteste Beispiel für Interpunktion im konstruktivistischen Sinne ist jenes aus dem Partnerschaftsbereich: Ein sich ständig streitendes Ehepaar hadert mit dem Umstand, dass sie immer nörgelt und er sich immer zurückzieht, und beide sind der Ansicht, dass ihr jeweiliges Verhalten die Reaktion auf das Verhalten des anderen ist. Die Frau meint also nur zu nörgeln, da der Ehemann sich zurückzieht, welcher jedoch davon überzeugt ist sich zurückzuziehen, da sie ständig nörgelt (Watzlawick, Beavin & Jackson, 2011, S. 61). Dieses Beispiel macht greifbar, dass Kommunikation einen Zyklus darstellt, bei welchem nicht immer zurück-verfolgt werden kann, wo der Startpunkt der Diskussion gelegen hat. Nur ein Wechsel der Perspektive kann die Situation ändern (Watzlawick, 1969, zit. nach Schröder, o. J.).

Zusammenfassend kann also gesagt werden, dass Interpunktion dann passiert, wenn ein/e Beteiligte/r an der Kommunikation das Verhalten basierend auf der Antizipation, dass der/die andere Beteiligte/r etwas sagen oder tun wird, ändert, bevor dies wirklich eintritt.

2.1.4 4. Axiom: Digital und analog

> „Menschliche Kommunikation bedient sich digitaler (verbaler) und analoger (non-verbaler, nicht-sprachlicher) Modalitäten (Ausdrucksmittel). Digitale Kommunikationen haben eine komplexe und vielseitige logische Syntax aber eine auf dem Gebiet der Beziehungen unzulängliche Semantik (Bedeutungs-lehre). Analoge Kommunikationen hingegen besitzen dieses semantische Potential, ermangeln aber die für eindeutige Kommunikation erforderliche lo-gische Syntax". (Watzlawick, Beavin & Jackson, 2011, S. 68)

Über die digitale Schiene werden vor allem Inhaltsaspekte kommuniziert, wohingegen der ana-loge Weg ein gutes Mittel zur Übertragung des Beziehungsaspekts darstellt (ebd.).

2.1.5 5. Axiom: Symmetrisch oder komplementär

Kennzeichnend für menschliche Beziehungen ist, dass diese entweder Gleichheit oder Unter-schiedlichkeit aufweisen. Nicht selten tritt diese Unterschiedlichkeit in Form von Unterordnung auf. Ist die Beziehung symmetrisch, so bedeutet dies, dass die Kommunikationspartner/innen bemüht sind, Ungleichheiten untereinander auszumerzen, es besteht demnach ein Streben nach Gleichheit. Läuft die Kommunikation komplementär ab, dann liegt dies daran, dass es eine/n „superiore/n" und eine/n „inferiore/n" Partner/in gibt, welche sich in ihrem Verhalten er-gänzen (Watzlawick, 1969, zit. nach Bender, 2014).

2.2 Vier Seiten einer Nachricht nach Friedemann Schulz von Thun

Schulz von Thun (1981) hebt hervor, dass Kommunikation immer zwischen einem/r Sender/in und einem/r Empfänger/in stattfindet. Spricht der/die Sender/in, so verschlüsselt er/sie dabei das Anliegen in eine Nachricht, die aus Worten besteht, und der/die Empfänger/in entschlüs-selt diese wieder. Kann die Nachricht korrekt entschlüsselt werden (dies ist der Fall, wenn gesendete und empfangene Nachricht übereinstimmen), so hat eine Verständigung stattge-funden (Schulz von Thun, 1981, zit. nach Geisler, 1992).

Allerdings enthält die gesprochene Nachricht im Regelfall nicht nur die reine Information, sondern gleichzeitig vier unterschiedliche Aspekte, die von Schulz von Thun (1981) als „Seiten einer Nachricht" bezeichnet werden. Diese sind:

1. Sachinhalt (Information)
2. Selbstoffenbarung
3. Beziehung (Kontakt)
4. Appell

Eine plakative Darstellung in Form des populären Kommunikationsquadrats (auch bekannt unter dem Begriff „Vier-Ohren-Modell") ist u. a. auf der offiziellen Homepage des Schulz von Thun Institut für Kommunikation abrufbar.

Geisler (1992) postuliert, dass für Ärzte/Ärztinnen das Selbstoffenbarungsohr besonders wichtig sei, da es das diagnostische Ohr darstelle, „weil es aus der ankommenden Nachricht jene Anteile herausfiltert, die zu einem besseren Verständnis des Patienten beitragen können". Aber auch dem Appellohr kommt im Arzt-Patienten-Gespräche große Bedeutung zu: Oftmals sprechen Patienten/innen ihre Wünsche bzw. Anliegen nicht direkt aus. Nimmt der/die Arzt/Ärztin nur den Sachinhalt der Nachricht wahr, so werden wohl oftmals die eigentlichen Absichten der Patienten/innen unberücksichtigt bleiben (Geisler, 1992).

2.3 Aktives Zuhören

Das Onpulson Wirtschaftsmagazin (Schulze, o. J.) beschreibt aktives Zuhören als eine „offene, aktive, respektvolle und empathische Einstellung gegenüber dem Gesprächspartner und dem Gesprächsinhalt". Das heißt, dass man seinem/r Gesprächspartner/in genau zuhört, ihm zustimmt und falls nötig Fragen zum Gesagten stellt, allerdings ohne das Gegenüber zu unterbrechen. Bei Dahmer und Dahmer (1982) wird aktives Zuhören als „aufnahmebereite Zuwendung" beschrieben, was bedeutet, dass es zu wenig ist, das Gesprochene aufzunehmen, sondern es bedarf auch der Aufnahme des Unausgesprochenen, der Hintergründe und Zwischentöne (ebd.).

Voraussetzungen für gekonntes aktives Zuhören nach Geisler (1992):

1. Interesse
2. Bereitschaft, zuzuhören
3. Fähigkeit, zuzuhören
4. Völlig präsent sein

Als komplementäres Element zum Sprechen stellt aktives Zuhören eine äußerst wichtige Fähigkeit eines/r jeden Mediziners/in dar. Allerdings ist Zuhören durchaus schwieriger als Sprechen. Geisler (1992) postuliert, dass „Geduld, Konzentration, Disziplin, analytisches Denken

6

und ein Gespür für Zwischentöne" vonnöten seien, um dem/der Patienten/in gerecht zu werden.

2.4 Empathie

Für den allgemein bekannten Begriff „Empathie" existieren in der Literatur die unterschiedlichsten, sich manchmal nur in kleinen Teilbereichen überschneidenden Definitionen. Einig sind sich die Wissenschaftler/innen, dass Empathie mit Gefühlen zu tun hat, es also eine affektive Komponente gibt. So schreibt z. B. Hogan (1969, S. 308) "[...] empathy means the intellectual or imaginative apprehension of another's condition or state of mind without actually experiencing that person's feelings", während Hoffmann (1977, S. 712) Empathie als "[...] a vicarious affective response to others" bezeichnet. Der Bezug zwischen dem Begriff der Empathie und dem Arztgespräch wird schon 1959 von Rogers folgendermaßen hergestellt: "To sense the client's inner world of private, personal meanings as if it were your own, but without ever losing the 'as if' quality, that is empathy." (Rogers, 1959, S. 210)

Diese Art des einfühlenden Verstehens (Bommert, 1977) ist eine wesentliche Kommunikationskomponente im Arzt-Patienten-Gespräch und ist im Zusammenhang mit der auf Rogers (z. B. 1957) zurückgehenden Persönlichkeitstheorie im Bereich der klientenzentrierten Gesprächstherapie als „therapeutische Wirkgröße" anerkannt.

Empathie ist jedoch keinesfalls gleichzusetzen mit Mitgefühl, Sympathie oder Identifikation: Hierbei würde der bei Rogers (1959) beschriebene „as if"-Faktor fehlen. Eine Trennung der Begriffe und somit auch unterschiedliches Verhalten sind obsolet.

Die Ärztezeitung (Schmitt-Sausen, 2019) empfiehlt auf jeden Fall Verständnis und Empathie zu zeigen, da dieses Eingehen auf den/die Patienten/in und dessen/deren Sorgen eine Bindung schafft, die dem Gespräch und einer weiterführenden Behandlung nur förderlich sein kann.

2.5 Spiegeln

Schon bei Sigmund Freud ist zu lesen: „Der Arzt [...] soll wie eine Spiegelplatte nichts anderes zeigen, als was ihm gezeigt wird." (Freud, 1912, S. 384)

Das Spiegeln ist in Ergänzung zum aktiven Zuhören eine wichtige Gesprächstechnik – beide sollten immer eng miteinander verwoben sein. Es geht in der moderneren Kommunikationswissenschaft auf Rogers (1985) und Tausch (1968) zurück. Der klientenzentrierte Ansatz von

Rogers (1983), der auch das Spiegeln enthält, ist heute fester Bestandteil von Therapiegesprächen.

Spiegeln in der ärztlichen Praxis funktioniert derart, als dass der/die Arzt/Ärztin dem/der Patienten/in wiedergibt, was er/sie glaubt verstanden zu haben (Geisler, 1992), wodurch es zu einem Gefühl des Angenommen-Werdens bei dem/der Patienten/in kommt. In erster Linie jedoch führt die Spiegeltechnik zu einer Selbsterforschung und somit Erlangung von Klarheit bezüglich der eigenen Gefühle, Einstellungen und Ziele des/der Patienten/in (Tausch, 1968, S. 91). Mit der Spiegeltechnik stellt der/die Arzt/Ärztin unter Beweis, dass er/sie aktiv zuhört (Weber, 2012).

2.6 Regeln für gelungene Kommunikation

Für die Gesprächspraxis hat u. a. Schröder (o. J.) folgende Regeln für gelungene Kommunikation und Gesprächsanalysen zusammengefasst, welche nicht nur im Arzt-Patienten-Gespräch, sondern in allen Lebenslagen angewendet werden können:

1. „Die/den andere/n ausreden lassen
2. Gesprächspartner/-in anschauen
3. Auf die/den andere/n eingehen
4. Andere nicht abwerten, keine Unterstellungen
5. Freundlicher Umgangston
6. Sachlich argumentieren
7. Ruhig bleiben
8. Positive Atmosphäre ermöglichen
9. Kommunikationsbereitschaft signalisieren
10. Aktiv und hilfreich zuhören
11. Sich auf das Wahrnehmbare konzentrieren
12. Die/den andere/n akzeptieren und verstehen
13. Eigene Zielsetzungen überprüfen
14. Gefühle und Bedürfnisse mitteilen (Ich-Botschaften)
15. Die Existenz von Konflikten akzeptieren
16. Konflikte selbst lösen
17. Rollengebundenheit der Sprecher/innen beachten
18. Mimik und Gestik in der Kommunikation beachten
19. Offene Fragen stellen, keine Suggestivfragen
20. Rückmeldung des ausgelösten Gefühls
21. Nach Möglichkeit Lob und Anerkennung äußern oder signalisieren
22. Keine Verallgemeinerungen, nur konkrete Situationen/Verhaltensweisen ansprechen"

Selbstverständlich sind nicht alle davon in jeder Gesprächssituation angemessen. Z. B. ein/e Therapeut/in, der/die eine verfahrene Klienten/innen-Situation lösen möchte und sich daher für die sokratische Gesprächsführung entschieden hat, wird kaum in Form von Ich-Botschaften eigene Gefühle und Bedürfnisse mitteilen. Auch im Übermaß angewendete „positive" Kommunikationsformen sind ebenso wenig gesprächsfördernd wie das Fehlen derselben. So wäre z. B. ununterbrochener intensiver Blickkontakt genauso schädlich wie keiner (Skelton, 2011, S. 213).

3 Besonderheiten der Arzt-Patienten-Kommunikation

Ärzte/innen sind meist einer eigenen Sprache verhaftet, die ihrer persönlichen beruflichen Lebenswelt entspricht und zudem ein Zeichen ihrer eigenen Wirklichkeit darstellt. Dass dies einen Nährboden für Missverständnisse darstellt, liegt auf der Hand. Verstärkt wird dieser Umstand noch dadurch, dass das medizinische Personal durchaus in dem Glauben handelt (spricht), von den Patienten/innen verstanden zu werden, vor allem da sich diese sehr oft nicht gegenteilig äußern (Geisler, 1992).

Aus diesem Grund ist es wichtig, dass neben der Wortwahl auch der gesamte Sprachstil individuell auf den/die Patienten/in abgestimmt wird: Nicht nur Alter, Bildungsniveau und sozialer Status spielen eine Rolle, ebenso der Kulturkreis, in dem sich der/die Patient/in befindet, darf nicht außer Acht gelassen werden (ebd.).

Nora Schmitt-Sausen empfiehlt in ihrem Artikel in der Ärztezeitung (2019) kurze Sätze zu formulieren, nicht zu viel Information auf einmal zu geben, die Aussagen klar und nicht zweideutig zu formulieren und zusätzlich diese „vereinfachte Ärztesprache" mit Pausen zu versehen und in einem eher niedrigen Sprechtempo vorzubringen, damit die Information als verständlich wahrgenommen wird. Alle im medizinischen Bereich Tätigen müssen sich immer wieder klar machen, dass ihr/e Kunde/in ein medizinischer Laie ist.

3.1 Sokratische Gesprächsführung

3.1.1 Herleitung des Begriffs der sokratischen Gesprächsführung

Sokrates hat entsprechend den Überlieferungen bei seinen Reden und Vorträgen versucht, sein Publikum durch provokante Fragen zum Hinterfragen alter Legenden und Annahmen (bevorzugt rund um das Thema der griechischen Götterwelt) zu bewegen. Die derart provozierte „Umstrukturierung" der verinnerlichten Glaubenssätze wird als sokratische Gesprächsführung bezeichnet.

3.1.2 Sokratische Gesprächsführung in der Arzt-Patienten-Kommunikation

Bei der sokratischen Gesprächsführung wird nicht versucht, eine/n Klienten/in durch bestimmte Aussagen oder Argumente zu überzeugen, sondern indem ihm/ihr gezielte Fragen gestellt werden, sodass der/die Klient/in selber auf die richtige Antwort kommt, welche dann noch operant durch Lob oder durch nonverbale Signale wie Nicken oder Lächeln verstärkt werden soll. Auf diese Art und Weise kann der/die Klient/in seine/ihre individuelle Wahrheit selbst finden (Stavemann, 2008 a, S. 134). Untersuchungen haben gezeigt, dass der sokratische Dialog entscheidende kognitive Umstrukturierungen erwirkt (Zimmer, 2000).

In der Therapie wird diese Gesprächsform alternativ auch – z. B. bei Hoyer, Jacobi, and Leibing (2003, S. 89) – als „geleitetes Entdecken" bezeichnet.

In diesem Unterkapitel wird bewusst der Klientenbegriff verwendet, da sokratische Gesprächsführung aufgrund der hierfür benötigten Zeit in der Therapie wesentlich häufiger anzutreffen ist als im Arzt-Patienten-Gespräch.

Die sokratische Gesprächsführung sollte insbesondere dann angewendet werden, wenn es gilt, dysfunktionale Denkschemata zu identifizieren und sie durch funktionale Gedanken zu ersetzen. Dieses Szenario betrifft jede psychische Beeinträchtigung, da diese immer mit dysfunktionalen bzw. krankhaften Gedanken einhergehen (Wittke, 2014, S. 55). Diese Kommunikationsart wirkt vor allem Widerstand reduzierend, da die Patienten/innen bzw. Klienten/innen die Antworten selbst finden und damit die alten dysfunktionalen Ideen auch selbst widerlegen. So kann nicht der/die Therapeut/in bzw. Arzt/Ärztin für das Ergebnis verantwortlich gemacht werden, und es kommt im Vergleich zu anderen Gesprächstechniken zu einem deutlich reduzierten Ausmaß an Widerstand (ebd.).

Der sokratische Dialog wird heute in den verschiedenen humanistischen Therapieschulen angewendet, am häufigsten jedoch in der kognitiven Verhaltenstherapie. Stavemann (2008 b, S. 282) hebt hervor, dass die sokratische Gesprächsführung in der Verhaltenstherapie die wichtigste Interventionsstrategie sei, „[...] um notwendige Erkenntnisse für psychisch gesunde Denkweisen zu vermitteln, Eigenverantwortung zu fördern und den Mut zur Selbstbestimmung eigener Lebensinhalte, Lebensziele und moralischer Normen zu stärken".

Stavemann (2008 b, S. 281, 2013, S. 135 und 2015, S. 105) unterscheidet folgende Einsatzmöglichkeiten für sokratische Dialoge:

a) Explikativer sokratischer Dialog: Zur Definition von Begriffen und zum Herausfinden der jeweiligen persönlichen Bedeutung, empfohlen u. a. bei Selbstwertproblemen und Depressionen

b) Normativer sokratischer Dialog: Zur Überprüfung der ethisch-moralischen Grundeinstellung und damit verbundener Entscheidungen, empfohlen u. a. bei Patienten/innen mit starken Wutreaktionen

c) Funktionaler sokratischer Dialog: Zum Erheben der Funktionalität gewisser Einstellungen und damit verbundener Alternativensuche, empfohlen u. a. zum Explorieren von Vermeidungshaltungen

3.1.3 Kritik an der sokratischen Gesprächsführung

Geisler (1992) merkt an, dass die Fragen im Rahmen des sokratischen Dialogs von manchen Medizinern/innen derart angewendet werden, dass sie lediglich der Selbstbeweihräucherung des/der Fragenden dienen und zu einer starken Asymmetrie in der Kommunikation führen. Dies ist dann der Fall, wenn der/die Fragende – also der/die Arzt/Ärztin – weiß, dass der/die Patient/in die Frage nicht beantworten kann.

Von dieser von der Persönlichkeit des/der Fragestellers/in abhängigen Problematik abgesehen, stellt der Zeitfaktor ein prinzipielles Problem dar. So wird unter unterschiedlichen Onlinequellen (z. B. https://www.landsiedel.com/at/wissen/sokratischer-dialog.html#explikativ) ein Dialog von mehreren Stunden – aufgeteilt in mehrere Sitzungen – empfohlen. Natürlich können auch nur einzelne wichtige Segmente in einer Einheit sokratisch bearbeitet werden, was im Coaching üblicher ist als bei Therapien. Aber auch hierbei wird eine Dauer von rund 60 bis 90 Minuten angegeben.

Von der Sinnhaftigkeit einiger weniger einzelner Fragen, die zu einer Verschreibung eines Rezeptes führen, bestenfalls zu einer Weiterleitung zu einem/r Therapeuten/in oder Coach, wie es bei praktischen Ärzten/innen üblich ist, ist in der Literatur keine Rede. Aus diesem Grund wird in der Literatur häufig die sokratische Gesprächsführung als nicht erwünscht (Geisler, 1992) bzw. nicht durchführbar im Patientengespräch eines/r Kassenarztes/ärztin angeführt.

3.2 Gründe für misslingende Arzt-Patienten-Gespräche

Wie in der Einleitung zu Kapitel 3 erwähnt, kommt der Kommunikation in der Arztpraxis eine ähnlich elementare Bedeutung zu wie der Behandlung an sich. In der Realität ist für viele Ärzte/innen und auch Angestellte in der Ordination diese jedoch eine permanente Herausforderung (Schmitt-Sausen, 2019).

Die Detroiter Soziologen Beckan und Frankel (Wayne State Medical School) analysierten 74 heimliche aufgenommene Praxisgespräche. Auch wenn diese unethische und heutzutage illegale Vorgehensweise im 21. Jahrhundert Gott sei Dank der Vergangenheit angehört, so soll trotzdem an dieser Stelle eines der Hauptergebnisse wiedergegeben werden: Durchschnittlich wurde jede/r Patient/in bereits nach 18 Sekunden des Gesprächs unterbrochen, rund drei Viertel der Patienten/innen war es nicht möglich, die Schilderung des Beschwerdebildes komplett auszuführen (Frankl, 1986).

Bliesener (1986) nennt in seinem Buch „Die ärztliche Visite – Chance zum Gespräch" mangelndes Kommunikationstraining als einen Hauptgrund für misslingende Kommunikation.

> "Es gibt hochspezialisierte professionelle Redetrainings für Vertreter und Referenten aller Produktbereiche. Für den Arzt gibt es eine solche Redeschulung nicht. Der Arzt bleibt mit seinen Problemen in der Gesprächsführung weitgehend allein." (Bliesener, 1986, S. 13)

Zusätzlich zu mangelndem Kommunikationstraining stellen der immense Zeitdruck (v. a. jener von praktischen Ärzten/Ärztinnen mit Kassenvertrag), die stetig wachsenden Ansprüche von Patienten/innen (vgl. Kap. 4.1 – Schwierige/r Patient/in), sprachliche Barrieren sowie fehlende Anerkennung Gründe für misslingende Arzt-Patienten-Gespräche dar (Schmitt-Sausen, 2019).

3.3 Besonderheiten des ärztlichen Umgangs mit Jugendlichen

Im juristischen Sinn sind Kinder und Jugendliche nach österreichischer Rechtslage bis 18 Jahre unmündig, die Erziehungsberechtigten werden – rein rechtlich gesehen – für jedes Gespräch benötigt. Diese Art der „Dreiecksbeziehung" ist jedoch in vielen Fällen, vor allem bei schon etwas älteren Jugendlichen, äußerst ungünstig. Ab dem Alter von 14, also wenn Personen mündige Minderjährige werden, gesteht man ihnen bei „normaler geistiger Reife" jedoch zu, ärztliche oder therapeutische Angelegenheiten selbst zu regeln.

Bei allen Ärzten/Ärztinnen, die mit Jugendlichen in Kontakt treten wollen, muss ein gewisses Verständnis für die Pubertät und Entwicklungsprozesse in diesem Alter vorhanden sein (Englmeier, 2011, S. 25). Für Jugendliche in der Adoleszenz gilt es einen „Berg" an emotionalen und sozialen Aufgaben und Neuausrichtungen zu bewältigen, was ein großes soziales und auch psychisches Konfliktpotential darstellt. Sowohl Identitätskrisen als auch Konflikte im Bereich der Familie (hier vor allem natürlich die Eltern), im Freundeskreis, in der Beziehung, in der Schule können teilweise durchaus als Normvariante gesehen werden.

Remschmidt (1992) merkt an, dass Jugendliche besonders anfällig für Suchterkrankungen wie z. B. Substanzmissbrauch oder Essstörungen sind, auch kommen emotionale Störungen häufiger als bei anderen Altersgruppen vor. Remschmidt nennt hier Beispiele wie Aggressionen, Ängste und Depressionen, die bis zum suizidalen Verhalten reichen können.

Trotz der Tatsache, dass die Konflikte häufig anzutreffen sind, sind sie nicht bedeutungslos. Sie stellen stets ein Risiko für starke psychische Fehlentwicklungen dar. Jeder Konflikt kann zu einer Krise werden, die sich durchaus ins Erwachsenenalter fortsetzen kann (Englmeier, 2011, S. 26). Es liegt somit auf der Hand, dass der/die Arzt/Ärztin auch den jugendlichen „Normproblemen" entsprechende Aufmerksamkeit schenken muss. Einen „Leitfaden für den richtigen Umgang mit Jugendlichen" gibt es leider natürlich nicht. Der/die Arzt/Ärztin muss sich – wie bei jedem/r Patienten/in – besonders auf die individuelle Situation des/der Jugendlichen einstellen.

Das Verhaltensmuster der jungen mit Problemen behafteten Menschen kann in zwei Extremvarianten geteilt werden: Es existiert jener Teil der Jugendlichen, der die jeweiligen Probleme hypochondrisch wahrnimmt, jedoch der prozentuell größere Anteil an Jugendlichen tendiert zur Abwiegelung oder gar Verleugnung ihrer Probleme und damit einhergehend oftmals mit der Ablehnung ärztlicher Hilfsangebote (ebd.). Der/die behandelnde Arzt/Ärztin hat natürlich überdurchschnittlich oft mit Menschen der ersten Kategorie zu tun, da die „Verleugner/innen" meist gar nicht zu einem/r Arzt/Ärztin oder Therapeuten/in gehen.

Werden Jugendliche von den Erziehungsberechtigten oder der Schule geschickt, der Arztbesuch erfolgt also quasi unfreiwillig, so kommt dem Erstkontakt noch größere Bedeutung zu als üblicher Weise. Dem/der Mediziner/in muss es gelingen mit dem/der Jugendlichen in Beziehung zu treten und sein/ihr Vertrauen zu gewinnen. Allerdings stellt dies oft einen Balanceakt zwischen den unterschiedlichen Interessen der Beteiligten (Jugendlicher, Eltern, Schule, Jugendamt, Arbeitgeber/in) dar und bedarf besonders hoher Kommunikationskompetenz des/der Arztes/Ärztin (Engelmeier, 2011, S. 27).

Cottrell, Nield & Perkins beschreiben 2006 in den Pedriatic Annals, was Jugendliche bei Arztbesuchen besonders wichtig ist. Höchste Priorität haben demnach vertrauliche Behandlung der Probleme, respektvolle Behandlung und ausreichend Zeit. Aber auch eine offene Gesprächskultur wird als wichtig erachtet. Was Jugendliche wünschen und teilweise auch fordern, deckt sich demnach großteils mit den Wünschen von Erwachsenen. Nur dass Erwachsene dies (bei „guten" Ärzten/Ärztinnen) automatisch bekommen, Jugendliche leider nicht immer.

4 Praxisfälle

4.1 Definition schwierige/r Patient/-in

Ein/e als schwierig empfundene/r Patient/in ist das extreme Negativ des/der „Idealpatien-
ten/in". Letztere/r wird beschrieben (Rohde, zit. nach Gotthardt, 1984, S. 127-129) als jemand,
der/die sich unter Aufgabe der eigenen individuellen Wünsche und Vorstellungen den Wünschen des medizinischen Personals anpasst, deren Autorität anerkennt und sich ihren Anord-
nungen widerstandslos fügt. Weiters zeigt der/die ideale Patient/in Vertrauen in das Können
der Mediziner/innen und auch Dankbarkeit für die Hilfe, beantwortet Fragen aufrichtig, redet
jedoch nicht, wenn er/sie nicht explizit gefragt wird.

Diese Aufzählung beinhaltet Verhaltensweisen, die wohl eher selten auf den ersten Anhieb mit
dem Begriff der Jugend in Verbindung gebracht werden.

Im Umkehrschluss fragt ein/e als schwierig erachtete/r Patient/in zu viel, lehnt unter Umstän-
den Behandlungsvorschläge ab, da er/sie eigene andere Vorstellungen (z. B. aufgrund von
Vorwissen) hat und weist in diesem Zusammenhang aus Sicht der Mediziner/innen eine über-
kritische Haltung auf. Es kann durchaus vorkommen, dass er/sie Ärzte/innen kritisiert oder
Misstrauen entgegenbringt, aggressiv und undankbar reagiert. Weitere Charakteristika sind
nach Geisler (1992) schlechte Compliance, hypochondrische Wesenszüge oder Apathie, auch
die überdurchschnittlich eingeforderte Zuwendung zählt dazu.

Die bequemste Interpretation ist, dass es sich um eine primär psychopathologisch strukturierte
Persönlichkeit handelt. Diese Erklärung trifft jedoch wahrscheinlich nur für die Minderzahl der
sogenannten schwierigen Patienten/innen wirklich zu (ebd.). Auch ein hohes prinzipielles In-
formationsbedürfnis kann ein durchaus legitimer Grund für die genannten Verhaltensweisen
sein. Nicht selten ist der/die Patient/in erst im Laufe der Behandlungshistorie „schwierig" geworden, weil die Summe der Erfahrungen schlecht oder enttäuschend war. Das als unange-
nehm empfundene Verhalten kann ferner lediglich Maske anderer Störungen und Krankheits-
bilder, wie depressiver Verstimmungszustände oder Drogen- und Alkoholabhängigkeit, sein.
Natürlich können auch egoistische Momente und eine überzogene Anspruchshaltung der
wahre Grund für schwieriges Verhalten sein (ebd.).

Zusammenfassend kann daraus geschlossen werden, dass das Phänomen "schwierige/r Pa-
tient/in" als Symptom und nicht als mutwillige Störung des Praxisalltags verstanden werden
muss, wenn es gelingen soll, auch solche Patienten/innen erfolgreich und befriedigend zu be-
handeln (ebd.).

Groves (1978) teilt die sogenannten schwierigen Patienten/innen in vier Gruppen ein:

- Abhängige (dependent clingers)
- Forderer (entitled demanders)
- Ablehner (manipulative help rejectors)
- Selbstdestruktive (self-destructive deniers)

Auf eine nähere Erklärung der genannten vier Gruppen wird aufgrund der Kürze der Arbeit an dieser Stelle verzichtet, Details sind u. a. bei Groves nachzulesen. „Abhängige" und „Ablehner" werden in Kap. 4.2.2 (Fallkonstrukt Lisa, Problemanalyse) kurz erläutert.

Für manche Ärzte/innen gelten Jugendliche leider per se als schwierig, vor allem wenn sie in ihrer bisherigen Vita noch keinen intensiven, persönlichen Zugang zu Personen dieser Alters-gruppe hatten. Ärzte/innen denken, agieren und reagieren auf das oftmals nicht nachvollzieh-bare Verhalten Jugendlicher wie jeder „normale" Mensch zu oft mit Unverständnis.

4.2 Fallkonstrukt: Lisa, 17 Jahre

4.2.1 Fallbeschreibung

a) Aus Sicht der 17-jährigen Lisa:

Gestern war ich wieder beim Arzt. Es ging mir nicht recht gut. Oder besser gesagt, es ging mir nicht besser als vor vier Tagen. Da war ich auch bei Herrn Dr. Oberst. Schön langsam glaube ich, der nimmt mich nicht ernst. Obwohl ich es wirklich nicht leicht habe, das muss der doch auf den ersten Blick sehen, und außerdem kennt er mich nun schon seit vier Jahren. In dieser Zeit war ich sicherlich durchschnittlich zweimal pro Monat bei ihm, hab ihm immer wieder alles genau erzählt, meine Probleme, meine Schmerzen, dass seine Tabletten nicht helfen. Und was ist? Ich habe diesmal nur so „Relaxtabletten" bekommen, keine echten Schlafmittel oder so, die bräuchte ich auch nicht, aber mit ein bisschen entspannter sein werden sich meine Probleme wohl nicht in Luft auflösen. Noch dazu muss ich die selbst bezahlen, also echt, da wird es doch etwas geben, das die Krankenkasse übernimmt. Helfen wird es eh nicht, da bin ich mir sicher, aber das konnte ich Herrn Dr. Oberst schon gar nicht mehr richtig verdeutlichen, da hat er mich schon quasi rausgeschmissen.

b) Aus Sicht von Dr. Oberst:

Lisa war wieder da, schon zum zweiten Mal diese Woche. Sie ist zwar ein liebes Mädchen, und sie tut mir ja auch leid mit ihrer Vorgeschichte, aber schön langsam halte ich sie nicht mehr aus, ich bekomme wirklich schon eine Krise, wenn ich im Computer sehe, dass sie als Nächste hereinkommt. Mittlerweile habe ich das alles glaub ich schon zehn Mal gehört und ihr immer wieder gesagt, sie muss eine Psychotherapie machen. Aber sie hört ja nicht auf mich, immer will sie Medikamente gegen alles haben. Das wird halt nichts bringen, ich bin echt bald mit meinem Latein am Ende, und ich werde keinen hundertsten Bluttest machen, es passt ja medizinisch sowieso alles. Lisa sollte sich echt mal zusammenreißen.

4.2.2 Problemanalyse

Bei Lisa handelt es sich entsprechend der o. a. Klassifizierung nach Groves (1978) um eine abhängige Kranke. Dies ist erkennbar an einem beinahe unstillbaren Hunger nach Aufmerksamkeit. Zu dieser Kategorie gehören auch diejenigen Patienten/innen, die man landläufig als „Dauerredner/innen" bezeichnet. Im Prinzip handelt es sich dabei um ein extremes Suchen nach Zuwendung, das meist durch Trennungs- oder auch Vernachlässigungsängste – resultierend aus der persönlichen Lebensgeschichte – entstanden ist.

Hier sind höchstwahrscheinlich schon über die Jahre der immer wiederkehrenden (unbefriedigenden) Behandlung Fehler passiert, die sich nun nicht mehr so einfach ausmerzen lassen. Die Reaktion von Dr. Oberst ist vollkommen nachvollziehbar, aber trotzdem leider nicht erfolgversprechend. Bei abhängigen Kranken ist es nicht empfehlenswert, die Grenzen der ärztlichen Verfügbarkeit, also vor allem den Zeitfaktor, ins Spiel zu bringen, da dies zu einer weiteren Verstärkung der Trennungsängste führen kann. Es wird daher empfohlen (Meerwein, 1986, 1998), für diesen Patiententypus einen strikt reglementierten und nachvollziehbaren Behandlungsrahmen zu erarbeiten, der für den/die Arzt/Ärztin machbar und für den/die Patienten/in einhaltbar und auch befriedigend ist. Denn …

> "[…] eine solche sichernde, den Patienten miteinbeziehende und mitbeteiligende, immer wieder auch die Zukunftsabsichten des Behandlungsteams zum Ausdruck bringende Art der Patientenführung kann bei diesen Kranken oft genügen, um den unheilvollen Zirkel zwischen dem dependent clinging und der darauf antwortenden Abwehrreaktion des Behandlungsteams aufzubrechen" (Groves, 1978).

Nicht das Finden des optimalen Medikaments (das es für dieses Fallkonstrukt nicht geben kann) sollte das Ziel sein, sondern eine kognitive Umstrukturierung, optimaler Weise mit der Erkenntnis der Patientin, dass eine Psychotherapie wahrscheinlich erfolgversprechend wäre.

Aus der kurzen Fallbeschreibung ist nicht ganz eindeutig herauszukennen, ob es sich tatsächlich um eine „Abhängige" handelt oder ev. doch um eine Patientin der Kategorie „Ablehner". Letztere konfrontieren lt. Groves (1978) den/die behandelnde/n Arzt/Ärztin immer wieder mit neuen Symptomen, sodass es zu einer konstanten Serie an Arztkontakten kommt. Dies ist nicht zwangsläufig mit Hypochondrie gleichzusetzen, vielmehr kann auch hier ein starkes

Angstgefühl, den/die Arzt/Ärztin als wichtige Bezugsperson zu verlieren, dahinterstecken. Dieser Form des „Schwierigseins" liegt meist ein häufiger, als belastend empfundener Wechsel der engeren Bezugspersonen zugrunde. Einerseits muss in diesem Fall ein häufiger Arztwechsel vermieden werden, andererseits wäre auch hier die Einsicht zur Notwendigkeit einer psychotherapeutischen Behandlung vorteilhaft.

4.2.3 Auszug aus einem Dialog unter Zuhilfenahme sokratischer Gesprächsführung

Dr. Oberst:	*Ich habe das Gefühl, dass wir uns irgendwie im Kreis drehen. Eventuell habe ich zu Beginn etwas falsch verstanden, also falsch interpretiert, oder ev. haben Sie damals auf etwas vergessen, weil es damals eben nicht wichtig war, aber zum Verständnis Ihres Problems vielleicht beitragen könnte. Ich würde gerne nochmals von vorne mit einer Zusammenfassung Ihrer Lebensgeschichte und Ihrer Probleme beginnen. Wie sehen Sie das?*
Lisa:	*Das fände ich gut, ich glaube zwar nicht, dass ich irgendetwas vergessen habe zu sagen, aber es kann sicher nicht schaden.*
Lisa erzählt die Vorgeschichte und ihre bisherigen Probleme.	
Dr. Oberst:	*Lisa, Sie haben mehrfach erwähnt, dass es Ihnen nicht gut ging. Was genau verstehen, Sie darunter?*
Lisa:	*Hm, ich weiß nicht, na alles halt.*
Dr. Oberst:	*Denken Sie dabei mal an die verschiedenen Lebensbereiche, wo bzw. wann äußert sich das denn am stärksten? Mit den Eltern daheim? Mit Freunden? Im Job? Mit Ihrem Lebenspartner?*
Lisa:	*Am meisten spür ich alle Beschwerden zuhause. Vielleicht, weil ich, wenn ich unterwegs bin, mehr abgelenkt bin.*
Dr. Oberst:	*Sie fühlen sich also öfters nicht wohl im Beisein Ihrer Eltern. Und glauben Sie, dass das nur Ihnen so geht oder könnte es sein, dass z. B. Ihr Lebenspartner auch öfter in Zusammenhang mit seiner Familie so empfindet?*
Lisa:	*Also der Philipp versteht sich total gut mit seinen Eltern. Aber Sie haben recht, wenn ich daran denke, was mir meine Freundinnen und Arbeitskolleginnen so von daheim erzählen, dann geht es denen wohl auch nicht besser.*
Dr. Oberst:	*Also könnte es durchaus so sein, dass das etwas Normales ist, dass junge Menschen mit ihren Eltern nicht ganz klarkommen?*
Lisa:	*Ja schon.*
Dr. Oberst:	*Und wenn Sie mal an die unterschiedlichsten Medikamente zu Ihren unterschiedlichsten körperlichen Beschwerden der letzten Jahre denken – welches hat Ihnen wann am besten geholfen? Den grippalen Infekt vor einem Jahr und die Augenentzündung von vor drei Jahren lassen wir mal außen vor.*
Lisa:	*Das kann ich so nicht sagen, ich hatte nie das Gefühl, dass die überhaupt wirken. Oder besser gesagt schon, es wurde manchmal leichter, für die eine Woche für die die Medizin vorgesehen war, aber dann war wieder alles beim Alten bzw. manchmal waren die Schmerzen auch weg und es kam postwendend ein anderes Problem dazu.*
Dr. Oberst:	*Und jetzt im Moment? Wie fühlen Sie sich im Vergleich zu vor einer Stunde, als Sie sich auf den Weg zu meiner Ordination machten?*

Lisa:	Ja, das ist komisch, es ging mir morgens echt schlecht, aber momentan ist das irgendwie weg.
Dr. Oberst:	Was glauben Sie, woran könnte das liegen?
Lisa:	Ich weiß nicht genau, ev. daran, dass ich von den Eltern weg bin. Aber das ist auch der Fall, wenn ich zur Arbeit gehe. Oder vielleicht auch daran, dass mir endlich wieder mal wer zuhört.
Dr. Oberst:	Sie glauben also auch, dass darüber reden, eventuell ein Konzept entwickeln, wie Sie es schaffen können, die Situation zuhause nicht Ihr ganzes Leben beeinflussen zu lassen etc., mehr bringen könnte als ein neues Medikament?
Lisa:	Ja schon, wenn ich genau nachdenke glaube ich schon, dass darüber Reden und mich innerlich irgendwie ein bisschen von meinen Eltern zu distanzieren gut sein könnte.

Dr. Oberst wird in diesem Fall jetzt wohl noch zusätzliche Zeit investieren müssen, die natürlich prinzipiell für einen praktischen Kassenarzt pro Patient/in nicht vorgesehen ist, Dies ist aber notwendig, um die Serie von (sinnlosen) Arztbesuchen unter Kontrolle zu bringen: Nun muss er Lisa noch davon überzeugen, dass er persönlich nicht der Fachmann für ihr Anliegen ist, dass er aber gerne eine Übersicht guter Therapeuten für sie zusammenstellt.

4.3 Fallkonstrukt: Marlies, 16 Jahre

4.3.1 Fallbeschreibung

a) Aus Sicht der 16-jährigen Marlies:

Morgen habe ich Schularbeit. Alle haben mir im Vorhinein gesagt, Berufsschule sei kinderleicht. Die haben ja keine Ahnung. Ich flippe aus, wenn ich nur daran denke. Und egal wieviel ich lerne, ich weiß, dass ich dann, wenn es so weit ist, sowieso nichts kann. Ich bin wirklich zu blöd für alles, ich bring ja gar nichts auf die Reihe. Vor der letzten Schularbeit hatte ich drei Tage lang einen schlimmen grippalen Infekt und hab dann die Arbeit auch dementsprechend verhaut. Der Lehrer hatte mir eh angeboten, sie erst eine Woche später nachzumachen, aber das wollte ich nicht. Hätte ja sowieso nichts genützt. Im Internet habe ich gelesen, dass es da so Medikamente gibt, die die Konzentration und Wachsamkeit fördern, so dass man problemlos die ganze Nacht durchlernen kann. Ich habe gehofft, dass mir Herr Dr. Oberst so ein Mittel verschreibt. Aber nein, er behauptet, das sei einerseits gesundheitsschädigend und außerdem illegal. Kann ja wohl nicht sein, ich habe gelesen, dass in Amerika ein Drittel aller Studenten sowas nimmt. Im Prinzip verhaue ich mir morgen meine gesamte Zukunft. Ich schreibe ein Nicht Genügend, dann schaff ich den ganzen Lehrgang nicht und hab den Fünfer im Zeugnis, dann wirft mich mein Chef raus und mit dem Zeugnis finde ich garantiert nie wieder eine Arbeit.

a) Aus Sicht von Dr. Oberst:

Heute war Marlies bei mir. Sie ist derzeit hier in Schrems in der Berufsschule. Im Prinzip hat sie nur Prüfungsangst, das ist ja nichts Besonderes. Das hat doch fast jeder. Sie hat im Internet über Adderoll gelesen und wollte etwas Ähnliches von mir haben. Ich musste fast lachen, das meint sie ja wohl nicht ernst, eine Aufputschdroge wegen einer Schularbeit in einer Berufsschule. Irgendwann hat sie dann noch die Mitleidsmasche gezogen in der Richtung, dann habe ja alles keinen Sinn mehr im Leben und so. Na da habe ich aber schnell einen Schlussstrich gezogen und ihr geraten, sie solle jetzt mal ordentlich lernen und zeitig schlafen gehen, damit sie morgen gut ausgeruht ist. Dann wird sie das schon schaffen. Ich hoffe nur für Marlies, sie steigert sich nicht so sehr rein, dass sie nicht einmal schlafen kann. Aber was solls, da kann ich wirklich auch nicht helfen, eine schlechte Note ist ja kein Weltuntergang, wird Zeit, dass die junge Dame lernt mit Derartigem umzugehen.

4.3.2 Problemanalyse

Beim Fall Marlies ist nicht genau erkennbar, ob die Patientin zu Panik neigt, die aktuellen Probleme aufgrund von mangelnder Selbstwirksamkeitserwartung bestehen oder ob sie ev. sogar unter einer Depression leidet oder auf eine zusteuert. Was auch immer im Detail davon zutrifft, Marlies hat auf jeden Fall ein Problem, das mehr Aufmerksamkeit als von Dr. Oberst geboten verdient. Wenn auch nicht von heute auf morgen und sicher nicht aufgrund einer Schularbeit, aber aus diesem Angstgefühl oder vermindertem Selbstwertgefühl kann sich jederzeit – falls nicht schon vorhanden – eine Depression manifestieren.

Depressive Menschen neigen dazu, Misserfolge oder auch nur Missgeschicke in ihrem Leben internal, stabil und global zu attribuieren. Gesund wäre hingegen, wenn sie lernen würden, diese eher external, variabel und spezifisch zuzuschreiben. Auch wenn Patienten/innen keine aktuelle Depression haben, aber solche Denkmuster vorweisen, laufen sie Gefahr, später eine Depression zu erleiden. Wenn der Arzt nun Marlies erklärt, dass ihre Denkweise unlogisch sei, dass man wegen eines Fünfers nicht seine zukünftige Karriere zerstöre, so wird dies höchstwahrscheinlich Reaktanz auslösen und die Patientin wird vehement versuchen, ihre Einstellung zu rechtfertigen (Wittke, 2014, S. 56). Das Problem von Marlies stellt ein Paradebeispiel dafür dar, bei dem die sokratische Gesprächsführung äußerst hilfreich und erfolgversprechend sein kann.

4.3.3 Auszug aus einem Dialog unter Zuhilfenahme sokratischer Gesprächsführung

| Marlies: | *Ich bin ein totaler Versager. Ich werde durchfallen.* |

Dr. Oberst:	Wie kommen Sie darauf, eine Versagerin zu sein?
Marlies:	Ich hatte auf der letzten AWL-Schularbeit einen Fünfer[1]. Und jetzt habe ich die totale Panik, ich kann überhaupt nichts, ich werde wieder durchfallen.
Dr. Oberst:	Was glauben Sie war der Grund für den letzten Fünfer?
Marlies:	Da war ich davor einige Tage lang krank, hab die Wiederholungsübungen in der Schule also nicht mitmachen können und natürlich auch nicht lernen können.
Dr. Oberst:	Und glauben Sie, dass Sie heute wieder krank werden?
Marlies:	Nein, körperlich geht es mir eh gut. Aber ich zittere und schwitze vor lauter Angst und kann mich überhaupt nicht konzentrieren.
Dr. Oberst:	Konnten Sie diesmal die Zeit zum Lernen finden und die Wiederholungsübungen machen?
Marlies:	Ja schon, aber ich merke mir überhaupt nichts, ich habe so viel Angst, dass ich mich nicht konzentrieren kann.
Dr. Oberst:	Was wäre denn, wenn der für Sie schlimmste Fall eintreten würde und Sie einen Fünfer schreiben?
Marlies:	Dann wüsste ich definitiv, dass ich eine Versagerin bin. Mein Chef würde mich sicher rauswerfen.
Dr. Oberst:	Sie meinen also, dass alle Menschen, die jemals in einem Gegenstand negativ abgeschlossen haben, Versager sind?
Marlies:	Das habe ich so nicht gesagt.
Dr. Oberst:	Heißt dies also, dass andere Nachprüfungen machen und positiv abschließen oder einen Lehrgang wiederholen und dann eine positive Note haben und auch bei der Lehrabschlussprüfung durchkommen, aber für Sie gibt es diese Möglichkeit nicht?
Marlies:	Doch, schon, natürlich hätte ich diese Möglichkeiten auch.
Dr. Oberst:	Ok, können wir also festhalten, dass selbst im worst Case nicht die Karriere der nächsten zehn Jahre gefährdet ist?
Marlies:	Ja, ich glaube, da haben Sie recht.

In weiterer Folge lenkt Dr. Oberst nochmals das Gespräch zurück auf die Thematik, dass die Tatsache, dass Marlies vor der letzten Schularbeit krank war, ja eine ganz andere Ausgangslage war als die jetzige Nervosität. Er wird auch hierbei versuchen, die stabile internale Attribuierung aufzuheben.

Dr. Oberst:	Sie haben gesagt, der Grund für die letzte negative Note lag an der vorangehenden Krankheit, aber jetzt fühlen Sie sich ja gut.
Marlies:	Nein, ich fühle mich nur nicht krank, aber diese Panik, die ich empfinde, kann man wirklich nicht als Gutfühlen bezeichnen. Ich habe solche Angst vor der Schularbeit.
Dr. Oberst:	Haben Sie irgendeinen Beweis dafür, dass Sie die Schularbeit nicht positiv hinbekommen werden?
Marlies:	Na ja, dass es bei der letzten eben auch passiert ist. Und dass ich mir echt schwer tue beim Lernen.

---

[1] Anmerkung der Autorin: In Österreich sagt man „einen Einser", „einen Fünfer" – nicht wie in Deutschland üblich „eine Eins", „eine Fünf".

Dr. Oberst:	Und wie war das davor? In der Neuen Mittelschule und im Polytechnischen Lehrgang?
Marlies:	Da war ich noch eigentlich eine gute Schülerin.
Dr. Oberst:	Was heißt in diesem Zusammenhang das „Eigentlich"?
Marlies:	Damit meine ich, eine Vorzugsschülerin war ich nicht. Aber was Schlechteres als einen Dreier hatte ich auch nie im Zeugnis. Ich hatte davor auch noch nie einen Fünfer auf einer Schularbeit.
Dr. Oberst:	Verstehe ich Sie richtig, dass Sie also meinen, der eine Fünfer sei quasi ein Garant dafür, dass Sie weiter Fünfer schreiben, obwohl Sie in den neun vorangegangenen Schuljahren keine einzige negative Arbeit ablieferten?
Marlies:	Ich weiß nicht, wahrscheinlich nicht unbedingt.
Dr. Oberst:	Kennen Sie andere Schüler, die auch schon mal einen Fünfer hatten?
Marlies:	Ja natürlich, da gibt's schon einige.
Dr. Oberst:	Und die haben dann alle immer bei allen Schularbeiten und Tests negative Beurteilungen?
Marlies:	Natürlich nicht ...

Dr. Oberst gibt Marlies noch den Ratschlag, sich beim Lernen für die Schularbeit – immer wenn sie beginnt sich schlecht zu fühlen und/oder Angst zu bekommen – ihre Gedanken stichwortartig aufzuschreiben. Zu jedem dieser negativen Gedanken sollte sie sich die folgenden Fragen stellen:

Entspricht dieser Gedanke den Tatsachen? Ist er realistisch? Gibt es einen Beweis dafür? Was spricht dagegen? Was würde sie einem/r Mitschüler/in raten, welche/r so denkt?

4.4 Fallkonstrukt: Julian, 15 Jahre

4.4.1 Fallbeschreibung

a) Aus Sicht des 15-jährigen Julian:

O Mensch, der Dr. Oberst hat sich vielleicht angestellt. Ich brauch einen Krankenstand, basta. Das kann ja wohl nicht so schwer sein. Was geht ihn das an, wie es mir geht? Ich bin ja nicht blöd, ich weiß eh selbst was ich habe, das wird ja wohl reichen. Nein, ich habe nichts, aber ein Krankenstand musste her. Und außerdem brauchte ich den sofort, für den Lehrlingsbetreuer, den hatte ich nämlich noch gar nicht angerufen, dass ich heute nicht komme. Hab echt keinen Bock drauf, mir den Schmarren von dem wieder anzuhören, nur weil ich gestern ein bisschen früher abgehauen bin. Echt jetzt, war voll dringend für mich. Das habe ich der Tussi am Empfang von Dr. Oberst auch gesagt, und dann lassen mich die doch tatsächlich 15 Minuten warten, nehmen noch zwei andere vor mir dran. Also wenn ich jetzt Troubles im Job hab, ist der Oberst schuld! Das hab' ich ihm dann auch gleich gesagt. Na ja, das dürfte ihm voll egal gewesen sein. Dann labert er mich voll mit Verantwortung im Leben übernehmen und nicht ganz einfach daheimbleiben und so. Was geht den das an? Und die Frechheit schlechthin, er hat mir dann nicht einmal einen Krankenstand bestätigt. Spinnt der? Da bin ich dann mal laut geworden, weil das kann es ja wohl nicht sein. Ich geb' zu, das hätte ich vielleicht nicht machen sollen, aber der ist mir so auf die Nerven gegangen. Der sieht mich nicht mehr, das ist sicher. Mal schauen, ob man den auf einem Bewertungsportal findet, da werde ich mal der Öffentlichkeit mitteilen, welch mieser Arzt das ist.

a) Aus Sicht von Dr. Oberst:

Julian kam wegen eines Krankenstands zu mir. Zuerst regte er sich auf, weil er minimal warten musste. Da habe ich ihm aber schon gesagt, dass er froh sein kann, manchmal gibt es auch zwei Stunden Wartezeit. Ich habe ihn heute zum ersten Mal gesehen, und gleich nach seinen ersten paar Worten war klar, dass er ein präpotenter Jugendlicher ist, bei dem es wohl mit der Erziehung nicht weit her ist. Und auch nicht mit dem Arbeitswillen. Einen Krankenstand ohne Krankheit, na klar, nur weil er sich vor der Arbeit drücken will, das war zumindest mein Eindruck, denn irgendwelche Beschwerden hat er nicht genannt. Ich bin ja eigentlich stolz auf mich, dass ich es geschafft habe, ihm in einem mehr oder weniger normalen Tonfall ins Gewissen zu reden. Man stelle sich vor, das würde jeder so machen, na wo kämen wir denn da hin!

4.4.2 Problemanalyse

Der Wunsch nach (unbegründeter) Krankschreibung taucht immer wieder in der täglichen Arbeit von Ärzten/innen auf, ebenso wie das Verlangen nach bestimmten Medikamenten. Auch die Forderung nach einer Vorzugsbehandlung, unangemessenes Verhalten im Wartezimmer oder gegenüber der Arzthelfer/innen kommt immer wieder vor (Schmitt-Sausen, 2019). Jugendliche Patienten/innen (ohne Begleitung von Erziehungsberechtigten) bilden da keine Ausnahme. Die unangemessene Erwartungshaltung von Julian wurde lautstark deutlich gemacht, und deswegen (oder trotzdem?) bekam der Jugendliche, der keinen Termin hatte, eine Sonderbehandlung in Form von kürzerer Wartezeit, was natürlich auf Kosten eines/r oder mehrerer anderer Patienten/innen ging.

In solchen Fällen ist es besonders wichtig, eine klare und bestimmte Haltung zu zeigen und den/die Patienten/in daran zu erinnern, dass die Regeln für alle gelten (ebd.). Gerade bei auf den ersten Blick schwierig erscheinenden Jugendlichen sollte es diesbezüglich keine Ausnahmen geben.

> „Respektvoll, wertfrei und stets freundlich. Dies ist eines der obersten Prinzipien von erfolgreicher Kommunikation – im Leben wie im ärztlichen Alltag. Zeigt ein Patient ein rüdes, unhöfliches Verhalten, ist dies zweifellos eine Herausforderung. In eine Schublade stecken sollte man den Menschen, der da aufgebracht vor einem steht, deshalb aber nicht. Und sich auch nicht auf die gleiche kommunikative Ebene begeben – dies schlägt nur wie ein Bumerang zurück." (Schmitt-Sausen, 2019)

Auch bei unangenehmen Patienten/innen sachlich ruhig zu bleiben spart nach Schmitt-Sausen (2019) Zeit und Nerven. Allerdings stellt sich die Frage, ob Dr. Oberst ev. prinzipiell mit Jugendlichen nicht besonders gut umgehen kann und diese vielleicht schon allein durch die Zugehörigkeit zu dieser demografischen Gruppe als schwierige Patienten/innen klassifiziert. Dr. Oberst sollte sich hier vor Augen führen, dass das Phänomen „schwierige/r Patient/in" als Symptom zu werten ist, nicht als mutwillige Störung des ärztlichen Alltags, wenn es gelingen soll, auch Patienten/innen wie Julian durch Gespräche und andere Maßnahmen befriedigend zu führen (Geisler, 1992).

Es sei dahingestellt, ob Dr. Oberst aus dem Fallbeispiel in dieser Konsultation mit sokratischer Gesprächsführung erfolgreich sein kann, da der Patient Julian offensichtlich sehr unter Zeitdruck steht und eventuell ein etwas längeres Gespräch verweigert.

4.4.3 Auszug aus einem Dialog unter Zuhilfenahme sokratischer Gesprächsführung

Julian:	*Hallo Herr Doktor, ich hab's echt eilig, vor allem weil Sie mich sowieso schon ewig warten haben lassen. Ich brauche einen Krankenstand für heute.*
Dr. Oberst:	*Guten Morgen Julian. Kommen deine Eltern nicht mit herein?*
Julian:	*Meine Eltern? Na hören Sie mal, ich bin 15 und gehe schon arbeiten. Ich brauch für einen Doc sicher keine Eltern.*
Dr. Oberst:	*Oh, das wusste ich nicht. Dann darf ich mit dir also schon auf Augenhöhe sprechen, also eine Gespräch zwischen zwei Erwachsenen?*
Julian:	*Na klar, sag ich doch.*
Dr. Oberst:	*Bevor du mir deine Beschwerden schilderst, möchte ich dich darauf hinweisen, dass wir Erwachsenen gewisse Verhaltensregeln einhalten. Dazu gehört zum Beispiel, dass man sich höflich gegenüber anderen verhält, und bei mir in meiner Praxis sind das die anderen Patienten/innen und auch meine Sprechstundenhilfe.*
Julian:	*Sowieso, brauchen Sie mir ja nicht zu sagen.*
Dr. Oberst:	*Was genau ist dein Problem, weswegen du zu mir gekommen bist?*
Julian:	*Ich brauche eine Krankenstandbestätigung.*
Dr. Oberst:	*Aha, aber würdest du mir bitte meine Frage beantworten, wo das gesundheitliche Problem liegt?*

Julian:	*Hören Sie, Herr Dr. Oberst, ich will jetzt keine Ratschläge von Ihnen, was ich tun soll und auch keine Medizin, habe genug davon zu Hause, wir können das voll abkürzen, ich brauche wie schon gesagt nur für heute den Krankenstand.*
Dr. Oberst:	*Wir sind ja schon übereingekommen, dass ich mit dir wie mit allen anderen Erwachsenen sprechen kann und dich natürlich auch so behandeln werde. Was glaubst du ist die Aufgabe eines Arztes, also normalerweise?*
Julian:	*Na Leute gesund machen.*
Dr. Oberst:	*Das heißt also, die Menschen, die zu mir kommen, sind krank?*
Julian:	*Na davon gehe ich aus.*
Dr. Oberst:	*Und bist du der Meinung, dass alle Patienten/innen die gleiche Behandlung von mir bekommen sollen?*
Julian:	*Jetzt hören Sie mal, was sind denn das für blöde Fragen.*
Dr. Oberst:	*Deiner Bemerkung entnehme ich, dass es also unterschiedliche Behandlungen für unterschiedliche Symptome geben muss. Richtig?*
Julian:	*Richtig.*
Dr. Oberst:	*Und du würdest dir bei Problemen auch wünschen, dass ich dir nicht ein blutdrucksenkendes Medikament verschreibe, wenn du einen grippalen Infekt hast?*
Julian:	*Ich verstehe schon, worauf Sie hinauswollen. Ich brauche aber eh nichts außer einem bestätigten Krankenstand.*
Dr. Oberst:	*Also du findest, dass ich mir bei allen die Zeit sparen kann, nach der Krankheit zu fragen, die Symptome einzuordnen, das richtige Medikament zu verordnen und dann, wenn nötig, eine Krankenstandbestätigung auszustellen?*
Julian:	*Nein, prinzipiell immer kann man das natürlich nicht machen.*
Dr. Oberst:	*Kannst du mir sagen, warum ich bei dir anders verfahren soll, die wichtigen Teile weglassen soll?*
Julian:	*Weil ich jetzt keine Zeit mehr habe. Meine Arbeit hätte eigentlich schon angefangen.*
Dr. Oberst:	*Glaubst du, alle draußen wartenden Patientinnen und Patienten haben keinen Job?*
Julian:	*Weiß ich doch nicht, wahrscheinlich haben ein paar einen, ein paar nicht.*
Dr. Oberst:	*Was vermutest du haben die Wartenden vor dem Aufsuchen meiner Praxis gemacht?*
Julian:	*Eventuell angerufen, dass sie heute nicht kommen können, könnte ich mir vorstellen.*
Dr. Oberst:	*Ja, das vermute ich auch. Warum werden sie das wohl getan haben?*
Julian:	*Na der Chef sollte schon wissen, dass ein Mitarbeiter eventuell nicht kommt oder zumindest später. Damit sie keine Probleme in der Arbeit bekommen.*
Dr. Oberst:	*Hast du deinen Chef verständigt?*
Julian:	*...*
Dr. Oberst:	*Als Erwachsener empfiehlt es sich, ein gewisses Maß an Verantwortung zu übernehmen. Es zählt nicht nur zu den Pflichten des Arbeitnehmers, es ist ganz einfach auch ein Akt der Höflichkeit, andere nicht warten zu lassen. Was wirst du also jetzt sinnvoller Weise tun?*
Julian:	*Ja, ok, da muss ich wohl durch, ich werde anrufen.*
Dr. Oberst:	*Du bekommst von meiner Sprechstundenhilfe eine Zeitbestätigung ausgedruckt, für einen Krankenstand sehe ich keine Veranlassung. Was auch immer*

Julian:	in der Arbeit los ist, den Kopf in den Sand zu stecken wäre ein sehr kindisches Verhalten. Meinst du nicht auch?
	Ja eh, da haben Sie recht. Ich habe gestern ein wenig Mist gebaut. Aber ich bin ja kein Kind mehr, das davonläuft. Ich werde jetzt anrufen und mich dann später, wenn ich den Chef treffe, entschuldigen.

5 Résumé: Handlungsempfehlungen für gute Arzt-Patienten-Kommunikation

Aus den in den Kapiteln 3 bis 4 bereits eingeflochtenen möglichen Maßnahmen sollen an dieser Stelle das Kommunikationstraining und die patientenzentrierte Gesprächsführung nochmals als Empfehlung hervorgehoben werden.

5.1 Allgemeine Handlungsempfehlung

Die große Bedeutung guter kommunikativer Fähigkeiten für die Ausübung des ärztlichen Berufs ist mittlerweile allgemein anerkannt (u. a. Langer & Schnell, 2009). Und trotzdem klagen Studenten/innen nach wie vor über den zu geringen Fokus auf Kommunikationstechniken während der Ausbildung (Jungbauer et al., 2003). Gelungene Kommunikation ist jedoch nicht nur die Grundlage für eine ebenso gelungene Anamnese, sie ist auch Basis für eine vertrauensvolle Beziehung. Darüber hinaus sind Ärzte/Ärztinnen und Therapeuten/innen mit guten kommunikativen Fähigkeiten laut einer Studie zufriedener mit ihrem Beruf (Satterfield & Hughes, 2007, S. 938).

Die Handlungsempfehlung liegt somit auf der Hand: Kommunikationstechniken müssen noch stärker im Curriculum des Medizinstudiums verankert werden. Hierbei ist der Schwerpunkt unbedingt auf praktische Übung, z. B. in Form von Rollenspielen in Seminaren (nicht in Form von Theorievermittlung im Rahmen von Vorlesungen), zu legen. Schon in den 80er-Jahren des letzten Jahrhunderts bewiesen Maguire und Kollegen, dass ein intensives Kommunikationstraining für Medizinstudenten/innen mit Videofeedback auch nach Jahren noch ein besseres Gesprächsverhalten nach sich zieht (Maguire, Fairbairn & Fletcher, 1986, S. 1573-1576).

Allerdings stellt es eine große Herausforderung dar, die Kommunikationsthemen inhaltlich mit medizinischen Fächern zu verknüpfen. Die inhaltlichen Themen der unterschiedlichen medizinischen Fächer werden naturgemäß stärker gewichtet als Gesprächstechniken, üblicherweise werden die Fächer sogar komplett getrennt, und so lernen die Studenten/innen nicht integrativ zu denken. „Die Förderung kommunikativer Kompetenz ist eben nicht in einer bloßen Rheto-rikschulung zu erreichen, sondern muss Inhalten und Zwecken ärztlicher Gesprächsführung folgen [...]" postulieren Koerfer et al. (2008).

Schnell & Langer (2009) empfehlen das unbedingte Verknüpfen des Kommunikationsunter-richts mit den Fächern des klinischen Wissens. So erkennen die Studierenden die Sinnhaf-tigkeit der Anwendung (z. B. bei der Anamnese) von richtiger Gesprächstechnik und -stil trotz inhaltlicher Fokussierung.

Was während des Studiums wichtig erscheint, wird später oft vernachlässigt, frei nach dem Motto „ich habe mittlerweile genug Erfahrung und kann mit allen gut kommunizieren". Weitere Trainingseinheiten werden in der ärztlichen Arbeit sicherlich zu oft vernachlässigt, da die Ärz-teschaft ohnehin fortlaufend „richtige" Weiterbildung benötigt. Jedoch zeigen Ärzte/Ärztinnen vor allem bei emotionalen und psychosozialen Agenden oftmals Unsicherheit und Überforde-rung, was dazu führt, den/die Patienten/in als schwierig einzustufen (Satterfield & Hughes, 2007; Schwantes, 2009). Weitere Trainings zu diesem Schwerpunkt scheinen zielführend.

5.2 Handlungsempfehlung für das Gespräch mit Jugendlichen

Die grundlegenden Schwierigkeiten dieser Gesprächskonstellation wurden bereits in den Ka-piteln 4.3 und 5.1 dargelegt.

Da junge Menschen in der Adoleszenz auf jeden Fall – zu Recht – gleich(-wertig) „richtigen" Erwachsenen behandelt werden wollen, empfiehlt sich die Anwendung der patientenzentrier-ten Gesprächsführung. Der/die Patient/in im Mittelpunkt der Aufmerksamkeit und der Ge-sprächsführung sollte prinzipiell immer das Ziel jeder ärztlichen Behandlung sein. Jugendliche bilden diesbezüglich keine Ausnahme, außer eventuell dahingehend, dass die Patientenzen-trierung in diesem Patientensegment sogar noch wichtiger ist.

Der/die Patient/in bekommt in diesem Modell die Möglichkeit, aktiv am Gespräch teilzunehmen und so auch aktiv an den Entscheidungen mitzuwirken. Dadurch bekommen auch die Bezie-hungsebene sowie psychosoziale Hintergründe ein besonders starkes Gewicht (Doering et al., 2008, Smith, 2002).

Hierbei schließt sich der Kreis der Kommunikationsgrundlagen: Für die patientenzentrierte Ge-sprächsführung ist es unabdingbar, die Techniken der richtigen Fragestellungen, aktives Zu-hören, die Nachricht mit dem richtigen Ohr zu hören und korrekt zu interpretieren, den Aufbau

einer Beziehungsebene, einen verständlichen Sprech- und Sprachstil mit Pausen und Rück-
fragen und angemessenem Tempo zu beherrschen (Buckman, 1992; Dorfmüller, 2001; Makoul, 2001).

5.3 Probleme beim Kommunikationstraining im ärztlichen Umfeld

Ein Training ohne Feedback ist sinnlos. Feedback andererseits würde nach reellen Patienten-
gesprächen noch viel mehr Sinn machen als in reinen Schulungssituationen. Rollenspiele sind
sicherlich gut geeignet, um schwierige Situation erstmalig prinzipiell aufzuarbeiten und zu trai-
nieren, man kommt dabei jedoch relativ rasch an die Grenzen der Sinnhaftigkeit. Die Trai-
ningssituation entspricht emotional nur selten der Realität.

Allerdings sind Patientengespräche natürlich streng vertraulich und schließen prinzipiell eine/n
Beobachter/in bzw. eine Videoaufnahme aus. Selbstverständlich ist mit entsprechender
schriftlicher Zustimmung Vieles möglich, aber unter diesen Voraussetzungen werden sich we-
der Arzt/Ärztin noch Patient/in wirklich natürlich verhalten. Weiters ist zu befürchten, dass die
persönliche Arzt-Patienten-Beziehung darunter leidet, da sich der/die Patient/in ganz einfach
nicht getraut Nein zur Beobachtung zu sagen.

6 Zusammenfassung

Wichtig für den Gesprächserfolg ist, dass der/die Arzt/Ärztin eine Reihe von Fähigkeiten ent-
wickelt, die für gelingende Kommunikation maßgeblich sind. Dazu gehören neben dem prinzi-
piellen Setting der Arztpraxis und der ärztlichen Behandlung Grundlagen wie die Beachtung
der Axiome von Watzlawick, die Beachtung der vier Seiten einer Nachricht nach Schulz von
Thun, aktives Zuhören, das Spiegeln und vor allem auch empathisches Zuhören und Handeln.
Diese Grundlagen gelingender Kommunikation wurden in Kapitel 2 dargelegt. Der Schwerpunkt des Kapitels 3 lag auf der sokratischen Gesprächsführung, welche durch ihre Fragehal-
tung gekennzeichnet ist. Der/die Patient/in wird durch gezielte Fragen angeleitet, Antworten
selbst zu finden und dadurch in weiterer Folge – im Optimalfall – eine gedankliche Umstrukturierung in Gang zu setzen. Der Hauptteil (Kapitel 4 und 5) beginnt mit drei Fallbeschreibungen
von Arztkonsultationen Jugendlicher, die jeweils eventuell mittels sokratischem Dialog erfolgreicher verlaufen wären. Um dies besser darzulegen wurden Auszüge des Alternativdialogs
abgebildet. Daraus ließen sich die beiden Haupthandlungsempfehlungen ableiten: Kommuni-
kationsschulungen für Mediziner/innen und patientenzentrierte Gesprächsführung. Letztere

stellt – wie der Name schon sagt – den/die Patienten/in in den Mittelpunkt, was vor allem im Jugendsegment besonders erfolgversprechend ist. Auch auf die Schwierigkeiten der Trainings – vor allem Rollenspiel versus Praxissituation – wurde hingewiesen.

Literaturverzeichnis

Bender, S. (2014). *Die Axiome von Paul Watzlawick*. Zugriff am 01.06.2020. Verfügbar unter: https://www.paulwatzlawick.de/axiome.html

Bliesener, Th. & Köhle, K. (1986). *Die ärztliche Visite - Chance zum Gespräch*. Opladen: Westdeutscher Verlag.

Bommert, H. (1977). *Grundlagen der Gesprächspsychotherapie*. Stuttgart: Kohlhammer.

Buckman, R. (2002). Communications and emotions. Skills and effort are key. In: British Medical Journal, 2002 Sep 28, 325(7366): 672. DOI: 10.1136/bmj.325.7366.672.

Cizek, B., Kapella, O., & Steck, M. (2005). Kommunikationspsychologie: Grundlagen. In: *Working Paper / Österreichisches Institut für Familienforschung*, 50, S. 9. Wien: Österreichisches Institut für Familienforschung an der Universität Wien.

Cottrell, L. A., Nield, L. S. & Perkins, K. C. (2006). Effective interviewing and counseling of the adolescent patient. In: *Pediatric Annals*, 35(3), S. 164-172. DOI: 10.3928/0090-4481-20060301-08.

Dahmer, H. & Dahmer, J. (1982). Gesprächsführung. Stuttgart - New York: Thieme.

Doering, T., Steuernagel, B., Kape, A., Lieck, M. & Boetker, B. (2008). Die partizipative Entscheidungsfindung mit dem Patienten - Ein Schulungskonzept für Ärzte. In: *Pädiatrische Praxis*, Band 72/1, S. 51-58.

Dorfmüller, M. (Hrsg.) (2001). *Die ärztliche Sprechstunde. Arzt, Patient und Angehörige im Gespräch*. Landsberg: Ecomed.

Englmeier, J. (2011). *Beurteilung von Arztgesprächen mit Jugendlichen*. Dissertation, vorgelegt bei Medizinischen Fakultät der Universität München.

Frankl, V. E. (1986): *Der Mensch vor der Frage nach dem Sinn*. München – Zürich: Piper.

Freud, S. (1912). *Ratschläge für den Arzt bei der psychoanalytischen Behandlung*. Gesammelte Werke, Band 8, S. 376-387. Frankfurt: Fischer.

Geisler, L. (1992). *Arzt und Patient – Begegnung im Gespräch*. Internet-Version der 3. erw. Aufl. Frankfurt: Pharma Verlag.

Gotthardt, J. M. (1984). Der Umgang mit "schwierigen" Patienten im pflegerischen Alltag. In: *Medizinische Klinik*, S. 127-129.

Groves, J. E. (1978): Taking care of the hateful patient. In: *N Engl J Med 7*, 298, S. 883-887.

Hoffman, M. L. (1977). Sex differences in empathy and related behaviors. In: *Psychological bulletin*, 84(4), S. 712. DOI: 10.1037/0033-2909.84.4.712.

Hogan, R. (1969). Development of an empathy scale. In: *Journal of Consulting and Clinical Psychology, 33*(3), S. 307–316. https://doi.org/10.1037/h0027580.

Hoyer, J., Jacobi, F. & Leibing, E. (2003). Gesprächsführung in der Verhaltenstherapie. In: Leibing, E., Hiller W. & Sulz, S. (Hrsg.). *Verhaltenstherapie. Lehrbuch der Psychotherapie*. Band 3, S. 85-102. München: CIP-Medien.

Jungbauer, J., Alfermann, D., Kamenik, C. & Brähler, E. (2003). Vermittlung psychosozialer Kompetenzen mangelhaft. Ergebnis einer Befragung ehemalige Medizinstudierender an sieben deutschen Universitäten. In: *PPmP-Psychotherapie·Psychosomatik·Medizinische Psychologie*, 53. Jg. Nr. 07, S. 319-321.

Koerfer, A., Köhle, K., Obliers, R., Sonntag, B., Thomas, W. & Albus, C. (2008). Training und Prüfung kommunikativer Kompetenz. Aus- und Fortbildungskonzepte zur ärztlichen Gesprächsführung. In: *Gesprächsforschung - Online-Zeitschrift zur verbalen Interaktion*, 9. Jg., S. 34-78.

Langer, T. & Schnell, M. (2009). *Das Arzt-Patient Patient-Arzt Gespräch. Ein Leitfaden für Klinik und Praxis*. München: Marseille Verlag.

Maguire, P., Fairbairn, S. & Fletcher, C. (1986). Consultation skills of young doctors: In-Benefits of feedback training in interviewing as students persist. In: *Britsh Medical Journal (Clin Res Ed)*, 292 (6535), S. 1573-1576. DOI: https://doi.org/10.1136/bmj. 292.6535.1573.

Makoul, G. (2001). Essential elements of communication in medical encounters: The Kalamazoo consensus statement. In: *Acad Med*, 76(4), S. 390-393.

Meerwein, F. (1986). Der schwierige Patient. In: Frischenschlager, O., Hexel, M., Kantner-Rumplmair, W., Ringler, M., Söllner, W. & Wisiak, U. (Hrsg.). *Lehrbuch der Psychosozialen Medizin: Grundlagen der Medizinischen Psychologie, Psychosomatik, Psychotherapie und Medizinischen Soziologie*. Wien: Springer. DOI: 10.1007/978-3-7091-6602-4.

Meerwein, F (1998). *Das ärztliche Gespräch. Grundlagen und Anwendungen*. 4. Aufl. Bern: Huber.

Remschmidt, H. (1992). Psychiatrie der Adoleszenz. Stuttgart: Thieme.

Rogers, C. R. (1959). A Theory of Therapy, Personality, and Interpersonal Relationships, as Developed in the Client-centered Framework. In: Koch, S. (1959): *Psychology: A Study of a Science*. Volume 3, S.181-256. New York: McGraw-Hill.

Rogers, C. R. (1983). *Die klientenzentrierte Gesprächspsychotherapie*. Frankfurt: Fischer.

Rogers, C. R. (1985). *Die nicht-direktive Beratung*. Frankfurt: Fischer.

Satterfield, J. M. & Hughes, E. (2007). Emotion skills training for medical students: a systematic review. In: *Medical Education*, 41, S. 935-941. DOI: 10.1111/j.1365-2923.2007.02835.x.

Schröder, G. (o. J.). *Regeln für gelungene Kommunikation und Gesprächsanalysen. Was ist Kommunikation?* Zugriff am 15.05.2020. Verfügbar unter: http://www.gregorschroeder.de/regeln-fuer-gelungene-kommunikation-und-gespraechsanalysen.html

Schwantes, U. (2009). Die Auflösung von Konflikten und Unzufriedenheit in der Kommunikation? In Langer, T. & Schnell , M. (Hrsg.). *Das Arzt - Patient Patient - Arzt Gespräch*. München: Marseille. S.153-163.

Smith, R. (2002). *Patient centered interviewing an evidence-based method*. Philadelphia: Lippincott Williams and Wilkins.

Schmitt-Sausen, N. (2019): Arzt-Patienten-Kommunikation: Gesprächen Struktur geben. In: *Österreichische Ärztezeitung* Nr. 21 – 10.11.2019.

Schulz von Thun, F. (1981). *Miteinander reden - Störungen und Klärungen. Allgemeine Psychologie der Kommunikation*. Hamburg: Rowohlt.

Schulze, A. (o. J.). *Onpulson Wirtschaftslexikon*. Zugriff am 10.05.2020. Verfügbar unter: https://www.onpulson.de/lexikon/aktives-zuhoeren/

Skelton, J. R. (2011). Clinical communication as a creative art: an alternative way forward. In: *Medical Education*, 45 (3), S. 212-3.

Stavemann, H. H. (2008 a). Sokratische Gesprächsführung. In: Senf, W., Broda., M., Wilms, B. (Hrsg.) (2013). *Techniken der Psychotherapie: Ein methodenübergreifendes Kompendium*. Stuttgart: Thieme. DOI: 10.1055/b-0034-13119.

Stavemann, H. H. (2008 b). Sokratische Gesprächsführung. In: Linden M., Hautzinger M. (Hrsg). *Verhaltenstherapiemanual*. Berlin – Heidelberg: Springer. S. 281-282

Tausch, Reinhard (1968): Gesprächspsychotherapie. Darmstadt: Hogrefe.

Watzlawick, P. (1969). *Menschliche Kommunikation. Formen, Störungen, Paradoxien.* Bern: Huber – Hogrefe.

Watzlawick, P., Beavin, J. H. & Jackson, D. D. (2011). *Menschliche Kommunikation, Formen, Störungen, Paradoxien.* 12. unv. Auflage. Bern: Huber - Hogrefe.

Weber, W. (2012). *Wege zum helfenden Gespräch. Gesprächspsychotherapie in der Praxis.* 14. Auflage. München – Basel: Reinhardt

Wittke, G. (2014). *Studienbrief SRH Gesundheitskommunikation und -förderung.* Riedlingen: SRH Fernhochschule.

Zimmer, D. (2000). Gesprächsführung und Beziehungsaufbau der Verhaltenstherapie. In: Batra, A., Wassermann, R. & Buchkremer, G. (Hrsg.). *Verhaltenstherapie: Grundlagen - Methoden - Anwendungen.* Stuttgart: Thieme.

BEI GRIN MACHT SICH IHR WISSEN BEZAHLT

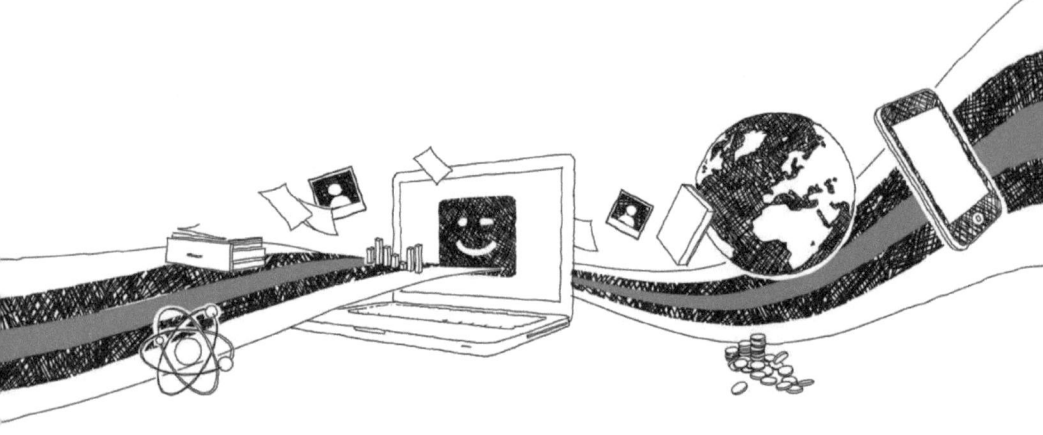

- Wir veröffentlichen Ihre Hausarbeit, Bachelor- und Masterarbeit

- Ihr eigenes eBook und Buch - weltweit in allen wichtigen Shops

- Verdienen Sie an jedem Verkauf

Jetzt bei www.GRIN.com hochladen und kostenlos publizieren

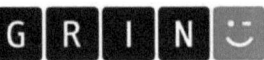